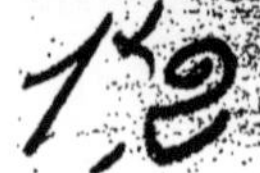

Dr Paul SALÈTES

Élève à l'École du Service de Santé Militaire.

La Trépanation néolithique et le Crâne trépané de la Drôme

LYON. — IMP. A. REY

LA

TRÉPANATION NÉOLITHIQUE

ET

LE CRANE TRÉPANÉ DE LA DROME

LA

TRÉPANATION NÉOLITHIQUE

ET

LE CRANE TRÉPANÉ DE LA DROME

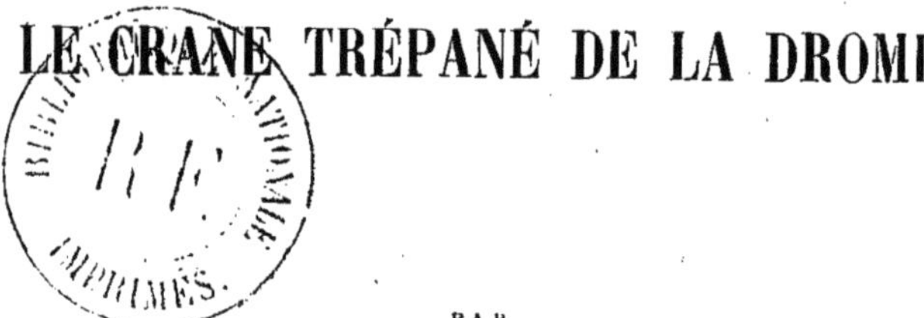

PAR

Le Dr Paul SALÈTES

Élève de l'École du Service de Santé Militaire.

LYON

A. REY & Cie, IMPRIMEURS-ÉDITEURS DE L'UNIVERSITÉ

4, RUE GENTIL, 4

1904

A mon Président de Thèse

MONSIEUR LE PROFESSEUR JULES COURMONT

Professeur d'Hygiène à la Faculté de Médecine,
Médecin des Hôpitaux.

INTRODUCTION

Le point de départ de cette étude est la description d'un crâne « portant les marques d'une lésion artificielle faite par des hommes que nous avions regardés comme des sauvages, qui n'avaient pas d'autres instruments tranchants que le silex et qui procédaient pourtant, dans l'application du trépan, avec une audace qui confond aujourd'hui les plus habiles chirurgiens du xxe siècle ».

Nous trouverons à chaque page des noms illustres, les noms des maîtres de l'Anthropologie, Broca, au premier rang. M. le Dr Prunières, à qui revient l'honneur des premières découvertes d'amulettes craniennes, a donné, dans ces circonstances, la mesure de son esprit d'observation et de sa perspicacité. Broca, dans un retentissant mémoire au Congrès d'Anthropologie de Budapest (1876), a fait connaître au monde scientifique l'histoire des trépanations préhistoriques.

A la suite de tels maîtres, nous n'avons pas la prétention d'apporter de nouvelles théories. Les faits nouveaux qui sont venus s'ajouter à ceux précédemment connus ne nous le permettraient pas. Modestement nous résumerons l'histoire des trépanations néolithiques, liée à celle des amulettes craniennes, en faisant connaître les pièces découvertes depuis les plus récents travaux et, pour terminer, nous décrirons un crâne trépané, découvert par M. Jules Courmont, professeur à la Faculté de Médecine de Lyon.

Nous aborderons l'étude de la question par un court exposé historique. Nous passerons ensuite en revue les diverses théories et les hypothèses émises au sujet de telles lésions. Nous essayerons de décrire les divers procédés employés par les opérateurs. Un chapitre sera consacré à l'étude des localisations craniennes des trépanations. Il nous restera à rechercher, dans la mesure du possible, le but qui a pu pousser les peuples néolithiques à faire cette opération. Dans un dernier chapitre nous exposerons un tableau d'ensemble des gisements classés géographiquement et par périodes.

La seconde partie de notre travail sera destinée à l'étude du crâne trouvé dans la Drôme par M. le professeur J. Courmont. Qu'il nous soit permis ici de le remercier de nous avoir laissé traiter une étude pleine d'intérêt pour lui. Nous lui devons aussi toute notre reconnaissance pour le grand honneur qu'il nous fait en présidant notre thèse. N'oublions pas tous ceux qui nous ont soutenu de leurs conseils. M. le professeur Chantre, sous-directeur du Muséum d'histoire naturelle de Lyon, a mis sa bibliothèque à notre disposition et nous a aidé de son expérience. Dans le laboratoire de M. le professeur Depéret, notre oncle, nous avons étudié le crâne dont la description fait l'objet de notre travail. Nous lui exprimons toute notre gratitude pour l'affection sincère qu'il nous a toujours témoignée.

LA TRÉPANATION NÉOLITHIQUE ET LE CRANE TRÉPANÉ DE LA DROME

HISTORIQUE

La question des trépanations préhistoriques est étroitement liée à celle des amulettes craniennes. Deux ordres de découvertes ont permis d'arriver à cette conclusion.

La découverte des amulettes craniennes appartient à M. le Dr Prunières, de Marvejols. Il a pratiqué d'innombrables fouilles dans les dolmens de la Lozère; c'est là qu'il a trouvé les premières pièces qui ont amorcé la question. Au mois d'août 1873, pendant la seconde session de l'association pour l'avancement des sciences à Lyon, M. Prunières présenta une pièce jusqu'alors inconnue. C'était une rondelle osseuse, elliptique, longue de 50 millimètres et large de 38, taillée dans un pariétal humain. Cette pièce avait été trouvée dans l'intérieur d'un crâne, sur lequel existait une ouverture latérale grande comme la paume de la main. M. Prunières se demanda comment et pourquoi cette pièce se trouvait là. Il pensa que ce devait être une amulette et il rapprocha ce fragment d'autres fragments déjà trouvés, sur lesquels il avait reconnu l'existence de sections artificielles.

A la même époque, au mois de mars 1874, Broca trouvait dans la collection de M. de Baye provenant de la vallée du Petit-Morin (Marne), une rondelle percée d'un trou de suspension. C'était évidemment une amulette.

Cette question posée, il restait à trouver à quel ordre d'idées se rattachaient ces découvertes.

M. Prunières, dès l'année 1868, avait trouvé dans le dolmen d'Aiguières (Lozère), une calotte cranienne présentant une énorme perte de substance. Il n'insista pas et admit que ce crâne avait été transformé en coupe et qu'une portion polie qui se trouvait sur le pourtour de l'orifice était l'endroit où l'on appliquait les lèvres. Mais plus tard rapprochant ces faits qu'il venait de mettre en lumière auparavant, M. Prunières s'expliqua les pertes de substance trouvées sur les crânes. Il admit qu'artificiellement les rondelles craniennes, les amulettes, avaient été détachées du crâne. Et, en effet, les bordsde ces perforations étaient manifestement coupés, et il ne pouvait s'agir ici de fractures ou de traumatismes.

La trépanation posthume était découverte.

La question fit un grand pas en avant quand Broca, après avoir examiné les pièces eut constaté que les bords de ces pertes de substance n'étaient pas partout dans le même état. Ici ils étaient manifestement coupés ou sciés à l'aide d'un instrument assez grossier et leur surface était rugueuse, tandis que là ils étaient parfaitement lisses et semblaient polis. Broca admit que ces deux états correspondaient à deux modes d'opération, et que les sections à bords polis, l'état lisse de leur surface, étaient le résultat d'un ancien travail de cicatrisation. Par conséquent les sections avaient été pratiquées pendant la vie. Broca donna à cette dernière opération le nom de *trépanation chirurgicale* pour la distinguer de la *trépanation posthume* découverte par M. Prunières.

Au mois d'août 1874, au Congrès de l'Association française pour l'avancement des sciences, à Lille, M. Prunières présenta dix crânes perforés et des rondelles craniennes. Il décrivit d'abord ceux qui provenaient d'opérations faites sur le vivant, puis il passa à l'étude de ceux que l'homme avait incisés et travaillés après la mort. Il fit remarquer que la grande partie de ces pièces présentaient des sections *post mortem* en même temps que des sections faites pendant la vie et guéries. Sa conclusion fut que ces opérations *post mortem* semblaient avoir eu pour but d'enlever aux crânes les rondelles dont on faisait des amulettes. Pourquoi? Il donna une réponse à la question en expliquant que la trépanation posthume avait lieu sur des malades qui avaient été trépanés pendant leur vie et qui, à leur mort, étaient devenus un objet de vénération, à l'exemple de certaines peuplades de nos jours pour lesquelles les simples d'esprit sont amis des dieux.

Les savants s'occupèrent de la question. MM. Chauvet

et Gassies firent diverses présentations à la section d'anthropologie de l'Association française pour l'avancement des sciences (session de Nantes 1875). La même année, M. Babert de Juillé fit son rapport sur le crâne trépané du tumulus de Bougon (Deux-Sèvres) (6). En 1876, M. J. de Baye publia son mémoire sur *la Trépanation préhistorique* (8). Enfin, Broca communiqua au Congrès International d'anthropologie et d'archéologie préhistoriques, le 5 septembre 1876 à Budapest, son mémoire dans lequel il condensa les faits déjà connus, et leur donna une interprétation qui persiste encore aujourd'hui. Nous exposerons ses théories au cours de ce travail (11).

A partir de ce moment, les découvertes se firent plus nombreuses, car l'attention des chercheurs fut attirée de ce côté. Tant en France qu'à l'étranger, on vit que cette coutume s'étendait à la période néolithique et à l'âge du bronze, et on put la suivre à travers les temps. Les mœurs de certaines peuplades contemporaines purent servir de terme de comparaison et, de ce côté aussi, parurent de nombreux travaux.

En 1900, le marquis de Nadaillac publia à Louvain, dans la *Revue des questions scientifiques*, son mémoire « les Trépanations préhistoriques ». C'est, à l'heure actuelle, le plus récent ouvrage écrit sur notre sujet.

CHAPITRE PREMIER

Broca, en écrivant son mémoire, s'était proposé d'établir les deux faits suivants :

1° On pratiquait, à l'époque néolithique, une opération chirurgicale consistant à ouvrir le crâne pour traiter certaines maladies internes. Cette opération se faisait presque exclusivement, peut-être même exclusivement sur les enfants. (Trépanation chirurgicale.)

2° Les crânes des individus qui survivaient à cette trépanation étaient considérés comme jouissant de propriétés particulières de l'ordre mystique et, lorsque ces individus venaient à mourir, on taillait souvent dans leurs parois craniennes des rondelles ou fragments qui servaient d'amulettes et que l'on prenait de préférence sur les bords même de l'ouverture cicatrisée. (Trépanation posthume.)

Nous dirons quelques mots seulement de cette dernière opération qui offre le moins d'intérêt pour nous, et nous résumerons ensuite brièvement les faits qui mettent hors de doute l'existence de la trépanation chirurgicale.

Trépanation posthume. — Les sections posthumes sont très nombreuses et se rencontrent dans presque tous les gisements où furent trouvés des crânes trépanés.

Elles se reconnaissent aux caractères suivants :

Quelquefois perpendiculaires à la surface de l'os, plus souvent un peu obliques, presque droites et plus souvent curvilignes, elles offrent une surface assez nette, mais cependant rayée longitudinalement. On y retrouve la marque d'un instrument, couteau ou scie. Au début de l'opération, l'instrument faisait quelques échappées et produisait sur la surface voisine des rayures évidentes. Les cellules du diploé sont ouvertes à la surface des sections et sont restées dans l'état où elles étaient au moment où l'os a été coupé. L'os a conservé sa structure normale ; on peut en déduire que les sections ont été faites après la mort. Du reste, l'étendue immense de certaines ouvertures craniennes est tout à fait incompatible avec l'idée d'une opération pratiquée sur le vivant dans un but thérapeutique.

Enfin, et ceci nous servira de terme de passage aux lignes qui vont suivre, disons que la plupart des ouvertures craniennes présentent à la fois une section fraîche et, sur une autre partie de leurs bords, une section cicatrisée depuis un grand nombre d'années, produite évidemment par une opération remontant déjà à une époque assez considérable.

Trépanation chirurgicale. — Les cas de trépanations chirurgicales néolithiques sont trop nombreux pour que nous puissions prendre un exemple. Nous les grouperons tous plus loin dans un chapitre spécial.

Donnons seulement ici les caractères généraux des ouvertures que nous constatons sur ces crânes.

Leur forme, sans être géométrique, est assez régulière, caractère qui peut déjà les différencier des trépanations posthumes assez irrégulières en général. Elles ne sont presque jamais rondes et se rapprochent plus ou moins de la forme d'une ellipse.

Leurs dimensions, sans être fixes, varient peu. Leur longueur est comprise entre 35 et 50 millimètres, et, en moyenne de 4 centimètres. Leur largeur est ordinairement moindre. Faisons remarquer, en passant, que les dimensions des trépanations pothumes sont en général beaucoup plus considérables.

Le bord de ces ouvertures, dans beaucoup de cas, est est régulièrement aminci, assez oblique et taillé au dépens de la table externe de l'os en un biseau aigu, quelquefois presque tranchant, dont la surface bien lisse est formée par une lame de tissu compacte qui commence sur la table interne du crâne et se continue insensiblement avec la table externe. On est bien loin de l'aspect présenté par les trépanations posthumes. Cette lame intermédiaire correspond nécessairement au diploé, sur les pariétaux par exemple, et cependant on n'aperçoit pas les cellules du tissu spongieux. Que peut-on en conclure? On peut dire avec certitude que l'état lisse des bords correspond à un travail de cicatrisation complètement terminé. Ce caractère se retrouvant sur un grand nombre de crânes est de toute importance pour affirmer que la trépanation a eu lieu pendant la vie.

Il est inutile dans ce court résumé de faire le diagnostic différentiel avec les ouvertures pathologiques et traumatiques communes sur les os du crâne. Nous renvoyons pour plus de détails au mémoire original de Broca.

Il nous reste maintenant à démontrer avec Broca que cette opération se faisait peut-être exclusivement sur les enfants. Cette proposition peut surprendre au premier abord, car on a trouvé très peu de crânes de jeunes sujets, comparativement au grand nombre de pièces découvertes. M. Ed. Tartarin, en 1884, a trouvé dans ses fouilles de Saint-Martin-la-Rivière (Vienne) un crâne d'enfant portant une trépanation nette sur le pariétal droit (37). Mais au moment ou Broca a fait connaître sa théorie, ce fait n'était pas connu.

Il fit remarquer tout d'abord avec quelle lenteur les plaies du crâne se cicatrisent chez les adultes. Le travail de réparation ne s'effectue qu'au bout de longs mois et les bords de la perforation passent par tous les stades de l'ostéite traumatique avant de se recouvrir de la lame de tissu compacte qui sera l'état final ou nous les retrouverons. Si l'on songe que le rétablissement parfait de l'état normal, quoique possible à tout âge n'est habituel que lorsque la blessure osseuse a précédé la fin du travail d'accroissement du crâne, on est conduit à présumer que ces opérations ont dû être pratiquées pendant l'enfance ou l'adolescence.

Pourquoi-donc n'aurait-on pas trouvé de crânes trépanés en voie de cicatrisation ? Leur absence devient un fait tout naturel si l'on admet que la trépanation se faisait chez les enfants. En effet, on peut envisager deux cas dans les suites opératoires : ou bien le sujet guérit et nous retrouvons son crâne adulte cicatrisé ; ou bien il meurt des suites de l'opération ou d'une autre affection presque simultanée et, dans ce cas, son crâne, plus fragile qu'un crâne adulte, est livré, dans la terre, à l'influence de tous les agents extérieurs, se détruit et tout au moins s'altère au point de ne plus donner à notre observation que des renseignements incomplets.

Mais c'est surtout sur l'étude des sutures que Broca a étayé sa théorie. Dans trois cas il a constaté la persistance des sutures à travers les trépanations. L'oblitération de la suture, dans sa partie qui avoisine immédiatement l'ouverture, aurait dû être la conséquence nécessaire d'une opération pratiquée sur l'adulte, car on sait qu'à cet âge les sutures sont très serrées et disposées à se souder. Chez l'enfant, au contraire, il n'en est pas ainsi, car la membrane intermédiaire aux deux os existe encore et la cicatrisation isolée des deux os adjacents peut être encore possible.

Enfin, par l'étude de la suture sagittale d'un crâne du dolmen de Cibournios, découvert par M. Prunières, il a démontré nettement ce qu'il avançait.

Cette suture n'est pas droite, elle décrit vers la gauche, entre le bregma et le lambda, une courbe concave vers la ligne médiane. Sa partie moyenne est reportée à 12 millimètres de la ligne médiane. Toutes les autres sutures sont soudées, le sujet est donc avancé en âge. La trépanation chirurgicale que porte ce crâne, en même temps que des trépanations posthumes, touche la suture sagittale en un point à gauche. Il est donc évident que la déviation de la suture a été la conséquence de l'opération. Le sujet a été trépané à une époque où le travail de croissance des os du crâne n'était pas terminé. On sait que les pariétaux s'acroissent par leurs bords. Le pariétal gauche, lésé par la trépanation, a cessé de s'accroître et le pariétal droit a pris, par compensation, un plus grand développement et, comme conséquence, la suture a été déviée vers la gauche. Il semble qu'on soit en droit de penser, après l'examen de ces faits, que la trépanation chirurgicale se pratiquait surtout sur les enfants, sans conclure qu'elle ne fut jamais pratiquée chez les adultes.

Nous nous sommes efforcé, dans ces lignes, d'exposer, aussi exactement que possible, les théories de Broca encore admises de nos jours (11).

CHAPITRE II

PROCÉDÉS OPÉRATOIRES

A l'heure où la chirurgie moderne emploie un outillage si perfectionné, il est intéressant de se demander comment des hommes qui n'avaient comme instrument tranchant qne le silex, procédaient pour obtenir de pareils résultats.

C'est Prunières qui, le premier, tira de l'examen direct des pièces, des conclusions admises ensuite par tous les savants. Broca après lui prouva que, d'une façon générale, les procédés employés pouvaient se réduire à deux :

Le raclage.
Le sciage.

Trépanations chirurgicales. — Il élimina tout d'abord le procédé par térébration qui aurait pu être à la portée des peuples néolithiques, mais grâce auquel ils n'auraient jamais pu produire les lésions que nous constatons aujourd'hui. En effet, une pointe tournant sur son axe n'aurait pu produire qu'une ouverture parfaitement ronde et munie d'un biseau très fortement oblique.

Or, ce ne sont pas ces caractères que nous constatons sur nos crânes néolithiques. Broca repoussa de même le procédé par section. Jamais, une scie aussi perfectionnée fût-elle, n'aurait pu produire un biseau si net et une perte de substance aussi régulière. Concluant que les trépanations chirurgicales n'ont pu être faites, ni par le procédé de la rotation, ni par le procédé de la section, il ne nous reste plus que le procédé du raclage.

C'est par ce procédé que nous voyons de nos jours opérer certaines peuplades. Les sauvages des mers du Sud font une incision en T sur le cuir chevelu et raclent le crâne avec un morceau de verre jusqu'à ce qu'un trou, grand comme une pièce de 2 francs, soit ouvert (21.)

Broca expérimenta. Il procéda à l'aide d'un silex de Cro-Magnon, usé par conséquent par l'action du temps, sur un crâne épais d'adulte. Il mit cinquante minutes, y compris les temps de repos, à obtenir une perforation en tous points semblable à celles que nous constatons sur les crânes préhistoriques. Un crâne d'enfant âgé de deux ans fut trépané par le même procédé en quatre minutes. Faisons remarquer avec quelle facilité des opérateurs entraînés par l'habitude, pouvaient procéder à cette grave opération sur leurs jeunes patients. Si l'on admet qu'elle se faisait presque exclusivement sur les enfants, on voit qu'elle était par cela même rendue moins longue et moins difficile.

Broca expliqua ainsi et la forme des trépanations, cette ellipse, dont le grand axe répondait au sens du raclage, l'état de leurs bords obliques et réguliers, et leurs dimensions réduites, car le raclage ne devait être poussé que jusqu'à la dure-mère. En ce temps, on ne s'attaquait pas impunément aux méninges ; l'expérience avait sans doute appris aux opérateurs qu'il était dangereux d'y toucher. Sur trois crânes, provenant de Bonjassac, présentés par M. Prunières au Congrès du Havre, de l'Association française pour l'avancement des Sciences, en 1877, on put constater que le raclage n'avait pas été poussé jusqu'à la dure-mère. Les opérateurs s'étaient arrêtés en route.

Ce procédé a-t-il été employé à l'exclusion d'autres dans les cas de trépanations chirurgicales ? Nous ne le croyons pas. Cette pratique de la trépanation était répandue partout à l'époque néolithique comme le démontre la dissémination des gisements. Il n'est pas admissible que tant de peuples différents de races et de coutumes, aient pu procéder, à des époques éloignées, d'une manière toujours identique. Les pièces trouvées jusqu'alors n'ont pas permis d'établir le contraire. M. de Mortillet a cependant admis que le procédé du sciage, suivant des lignes tracées à l'avance, a été employé sur le crâne trouvé à Casa da Nuva (Portugal) (44). Broca, dans son mémoire, avait déjà présenté un fragment de pariétal provenant du dolmen de l'Aumède (Lozère), présentant sur un de ses bords environ le quart d'une ouverture ronde, dont les bords étaient perpendiculaires. S'agissait-il, dans ce cas, de trépanation chirurgicale et le procédé employé avait-il été le forage ?

Trépanation posthume. — Il est hors de doute

que le procédé que nous venons de décrire n'a pas été employé pour obtenir les vastes pertes de substance des trépanations *post mortem*. Avec Broca nous admettrons le procédé du sciage.

Un individu a été trépané pendant sa vie et, par ce fait, il a été considéré comme sacré. Il meurt et de son crâne ses contemporains vont tirer des amulettes qui, croient-ils, les préserveront du mal dont le malheureux était atteint.

Son crâne est scalpé, le silex coupe le cuir chevelu, le soulève et laisse dans l'épaisseur de l'os des marques que nous trouvons. L'ancienne trépanation est retrouvée et va servir de point de départ pour les incisions que l'on va faire sur sa voûte cranienne. L'instrument est tenu en main et est promené suivant des lignes tantôt droites, tantôt curvilignes, mais ne décrivant jamais les courbes rapides retrouvées sur les ouvertures chirurgicales. Ces lignes de section se coupent quelquefois en formant des angles droits. L'instrument fait des échappées et ses traces se retrouvent d'une part sur les crânes et, d'autre part, sur les fragments que l'on y a découpés. Les bords sont alors perpendiculaires ou très peu obliques. Les cellules du diploé restent visibles et sont, au moment où nous les retrouvons, dans l'état où les a laissées l'instrument de l'opérateur.

La comparaison est frappante entre les résultats fournis par les deux procédés dans les cas nombreux où nous retrouvons, sur le même crâne, les deux sortes de trépanations.

Nous connaissons déjà le crâne du dolmen de Cibournios décrit par Broca. M. Carthaillac a présenté au

Congrès de Blois de l'Association française pour l'avancement des Sciences, en 1884, un crâne trouvé dans le dolmen de la Salvage (Aveyron), porteur des deux modes de trépanations. Il en est de même pour le crâne des Lizières (Deux-Sèvres) qui figure dans la collection de M. Souché (36). M. Topinard, en 1887, a décrit aussi un crâne provenant de la grotte de Feigneux (Oise) (15). Les pertes de substance que l'on observe sur tous ces crânes présentent, dans une partie de leur étendue, un bord falciforme dû à une ancienne trépanation, tandis que leurs autres bords sont taillés par des sections posthumes.

Admettons, en résumé, que le raclage a servi à produire les trépanations *in vitam*, et le sciage les trépanations *post mortem*, en attendant que des faits nouveaux nous permettent, s'il y a lieu, d'émettre d'autres théories.

Nous ne pourrions, sans nous laisser entraîner trop loin, décrire en détail les procédés employés par les peuples actuels qui pratiquent encore la trépanation. Ceci sortirait sensiblement du cadre de notre sujet, quoiqu'il eût été intéressant de comparer leurs procédés avec ceux employés par les peuples néolithiques.

CHAPITRE III

SIÈGES DES TRÉPANATIONS

Nous avons vu rapidement quels procédés employaient nos ancêtres, voyons maintenant sur quelle partie du crâne ils pratiquaient leurs opérations. Dans ce chapitre, il ne sera question que des crânes porteurs de trépanations faites sur le vivant. On peut laisser de côté l'étude des localisations des trépanations posthumes, puisque nous savons que les opérateurs étaient guidés par une perforation déjà existante.

Les cas sont nombreux et nous ne voulons pas faire ici un travail de statistique. Nous nous bornerons à tirer de leur examen quelques renseignements généraux.

Broca, avait remarqué que les trépanations étaient observées sur tous les os de la boîte cranienne. Il faisait presque une exception pour le frontal : il admettait que les opérateurs néolithiques l'avaient en général respecté, parce qu'il constituait dans sa partie inférieure la seule portion du crâne qui n'était pas recouverte de cheveux.

A l'époque où il écrivait, les cas de trépanations chirurgicales du frontal n'étaient pas aussi nombreux qu'aujourd'hui. Il connaissait seulement le crâne trouvé dans la caverne de l'Homme-Mort par M. de

Baye (12). Cette pièce portait une trépanation entamant à la fois le pariétal et le frontal. Il semble aujourd'hui que la règle qu'il avait admise n'est pas aussi absolue qu'il le croyait, puisque l'on a trouvé depuis 1876. des crânes de l'époque néolithique et de l'âge du bronze, trépanés sur le frontal et même sur la partie du frontal voisine de l'orbite.

Parmi ceux-ci, le crâne néolithique trouvé à Bray-sur-Seine (Marne) en 1881, par M. Parrot. Ce crâne porte une trépanation intéressant à la fois le frontal et le pariétal (14).

Citons encore le crâne de Kniaya-Hora (Russie), (5). Ce crâne, décrit par M Bielachewsky en 1893, porte une trépanation frontale. Sur sept crânes trouvés à Ténériffe et présentés en 1896 par Luschan, il en existe trois trépanés sur le frontal (27).

Enfin, le crâne de Noves, trouvé en 1879 et datant de l'âge de bronze, est encore un cas de trépanation frontale (9).

Des trépanations, les unes sont taillées en plein dans l'épaisseur des os; les autres sont à cheval sur les sutures. Les sutures coronales et sagittales sont fréquemment intéressées. On voit des trépanations siéger sur le bregma et le lambda.

It est évident, de ce fait, que les opérateurs néolithiques ne trépanaient que jusqu'à la dure-mère, car l'expérience devait leur avoir appris qu'il était dangereux de pousser plus loin l'opération à cause des hémorragies produites par l'ouverture des sinus intra-duremériens.

Quels sont, par ordre de fréquence, les os du crâne intéressés?

Au premier rang les pariétaux. Nous avons pu constater que les cas de trépanations des pariétaux égalaient presque tous les autres cas réunis. Y a-t-il là simple coïncidence ou bien une idée préconçue a-t-elle présidé au choix de cette localisation ? Nous savons aujourd'hui que les centres moteurs sont sous les pariétaux. Ce pourrait-il, que, dans certains cas où les zones motrices étaient directement intéressées, par fracture du crâne par exemple, la trépanation ait pu procurer la guérison, et que les peuples néolithiques en aient conclu que dans tous les cas la trépanation des pariétaux était utile ? On ne peut rien affirmer à ce sujet.

On trouve ensuite en petit nombre des trépanations sur les temporaux, sur l'occipital.

Les sutures, comme nous l'avons vu plus haut, n'ont pas été épargnées. Deux cas sur la suture coronale, un cas sur la suture sagittale, un cas sur le bregma, et deux sur le lambda, un cas sur la suture lambdoïde.

Enfin, plusieurs cas de trépanation des frontaux, tant sur leur portion voisine des pariétaux que sur celle voisine de l'arcade sourcillière.

Faisons remarquer que d'une façon générale toutes ces trépanations portent sur les parties de la tête les plus commodément accessibles, ce qui devait faciliter notablement cette opération.

CHAPITRE IV

BUT DES TRÉPANATIONS

Peut-on, des faits que nous avons exposés jusqu'ici, tirer quelques indications qui puissent nous renseigner sur le but que poursuivaient les peuples néolithiques en trépanant les crânes chirurgicalement et *post mortem?*

Prunières et Broca avaient admis que le morcellement après la mort de crânes déjà trépanés pendant la vie avait pour but de se procurer des amulettes. Ceci étant d'ordre purement mystique, nous ne devons nous en occuper plus longuement. Signalons en passant l'opinion de M. de Carthaillac. Cet auteur prétendit au Congrès de Blois de l'Association française, en 1884, que les perforations du crâne se faisaient pour enlever la matière cérébrale ou pour préparer à une sorte de momification. A l'appui de sa théorie, il cita l'exemple des Dayaks de Bornéo, qui, de nos jours, pratiquent encore cette opération.

Cette opinion ne prévalut pas et M. de Baye dans son livre *L'Archéologie préhistorique* reprit la théorie de Broca (7).

Quel but poursuivait-on en trépanant les crânes pendant la vie? Cette question a soulevé de nombreuses réponses : toutes ne sont que des hypothèses.

L'opinion la plus généralement admise est que les néolithiques trépanaient dans les cas de convulsions. Que se cachait-il sous ce symptôme? Il est vraisemblable que l'épilepsie y répondait pour une large part. Mais ce n'était pas tout. A l'âge où se pratiquait le plus souvent la trépanation, dans l'enfance, il est permis de se demander si les convulsions ne cachaient pas le plus souvent d'autres états morbides fréquents à cet âge, maladies infectieuses par exemple.

M. Magitot a cherché la solution de ce problème. Il a essayé de voir si, par la recherche des troubles trophiques de la dentition des crânes trépanés, on ne pourrait pas inférer de l'existence d'un état convulsif. Sur plusieurs crânes trépanés, il a trouvé, en effet, des dents présentant un sillon transversal (11).

Les néolithiques trépanaient dans les cas de convulsions. L'épilepsie n'était évidemment pas la seule cause de cet état. D'autres affections se traduisent par des phénomènes convulsifs. Les traumatismes des os du crâne, les enfoncements de la voûte cranienne peuvent en produire. Il est logique de supposer que dans ces cas les néolithiques ont trépané, trompés par les manifestations convulsives et ont appliqué un traitement identique à des affections totalement différentes. Le crâne trépané de la grotte artificielle du Tertre-Guérin (Seine-et-Marne), décrit en 1877, par E. Chouquet, porte une trace de fracture (31). Etait-ce là la cause de la trépanation?

Les affections osseuses ont pu également amener des

convulsions. Sur le crâne trépané trouvé dans la grotte néolithique de Bray-sur-Seine (Marne) (14) par M. Parrot, en 1881, il existe des traces d'ostéite raréfiante, qui ont dû correspondre à une lésion ayant peut-être été la cause de l'opération. Citons encore le crâne trépané de la grotte sépulcrale de Rousson, près Salindres (Gard), dont parlent M. G. Carrière et le Dr J. Reboul, dans leur *Mémoire* paru en 1894 (18).

Ce crâne porte à la région temporale une dépression causée vraisemblablement par une forte contusion, et à la fois une trépanation guérie située dans la fossette temporale du frontal. En 1898. fut décrit par Luschan un crâne provenant de Ténériffe (Canaries) présentant une trépanation sur la partie gauche du frontal, et un trait de fracture de l'orbite (27).

Les néolithiques trépanaient-ils encore dans d'autres cas ? Les mœurs de certains peuples actuels peuvent nous renseigner. Les peuplades des mers du Sud trépanent encore dans les cas de maux de tête, névralgies, vertiges et, en général, dans toutes les affections qu'ils localisent à tort ou à raison dans la tête. Il semble qu'il en ait été de même dans les temps préhistoriques. Le crâne du tumulus de Noves (Alpes-Maritimes) décrit en 1878, par Ed. Blanc, porte une trépanation sur le côté gauche du frontal (9). Faut-il chercher la cause de la trépanation dans l'implantation vicieuse des dents, qui ont pu être douloureuses à un certain moment de leur développement ?

Plusieurs auteurs ont voulu voir sur certains crânes trépanés un état d'hydrocéphalie. M. de Baye a voulu ainsi expliquer la trépanation frontale du crâne n° 3 de la vallée du Petit-Morin (8).

Nos conclusions seront que nous ne savons rien d'absolu sur ce point de la question et les hypothèses les plus vraisemblables sont celles qui s'appuient sur les analogies que nous trouvons dans les mœurs des peuplades actuelles et que nous avons signalées rapidement.

CHAPITRE V

GISEMENTS

Époque néolithique. — Nous ne connaissons pas de cas de trépanation antérieur à la période néolithique.

La coutume de la trépanation chirurgicale fut constante et générale à l'époque néolithique. Parmi les stations explorées, il en est qui datent du commencement et d'autres de la fin de cette période. Ces stations furent trouvées dans toutes les parties de la France, et même bien loin à l'étranger. Il est naturel d'en conclure que cette coutume qui, d'abord avait pris naissance dans un point isolé, s'est généralisée ensuite et s'est répandue parmi les populations de races différentes qui peuplaient notre sol à cette époque.

Signalons d'abord les dolmens et sépultures de la Lozère décrit par M. Prunières ; avec les gisements de la vallée du Petit-Morin (Marne), découverts par M. de Baye, ils sont les premiers connus. Par la valeur des découvertes qui y furent faites, ils forment deux centres géographiques de la plus haute importance.

1° *Bassin de la Seine.* — En Seine-et-Marne, furent explorés par M. Chouquet en 1876, le tumulus d'Ecuelles, près de Moret (30), et la grotte artificielle du Tertre-Guérin (31).

Dans la Marne, nous trouvons la grotte de Bray-sur-Seine, explorée en 1881 par M. Parrot (14).

Dans le département de l'Oise, la grotte de Feigneux fut décrite en 1887 par Topinard (15).

Le département de Seine-et-Oise a donné de nombreuses stations. Le Dr Verneau (2) décrivit en 1890 des pièces provenant de l'allée couverte des Mureaux ; en 1891, M. de Mortillet (3), trouva trois crânes dans l'allée couverte de Dampront, et M. Collin, en 1893, étudia plusieurs fragments de crânes trépanés provenant de l'allée couverte de Coppière-sur-Epte (16).

1° *Plateau Central.* — Dans les régions voisines de la Lozère, nous trouvons le dolmen de la Salvage (Aveyron), étudié par M. de Carthaillac en 1884 et, dans le Puy-de-Dôme, le gisement de Cébazat où M. le Dr Ponnerol trouva en 1893 un squelette néolithique entier (4).

3° *Sud-Ouest et Ouest.* — Dans le Sud-Ouest de la France les stations sont nombreuses. En 1874, M. Lartet fouilla la grotte de Sordes (Basses-Pyrénnées) (25). M. Gassier explora en 1876 le dolmen d'Entre-Roches (Charente). Plus tard, M. Souché, en 1881, fit connaître le crâne du tumulus de Lizières, à Bougon (Deux-Sèvres) (6). Dans la Vienne, M. Ed. Tartarin explora, en 1884 et en 1885, le gisement de Saint-Martin-la-Rivière (37 et 38).

4° *Midi de la France.* — A cette énumération, ajoutons les gisements trouvés dans le midi. M le Dr Reboul, en 1894, découvrit (18) un crâne dans la grotte sépulcrale de Rousson (Gard) et un autre, en 1898, dans le dolmen de Montpellier-le-Vieux (42).

Le Sud-Est de la France était pauvre en documents. M. le professeur Chantre avait trouvé, en 1885, dans la grotte de Buisse (Dauphiné), une rondelle cranienne. M. le professeur Courmont fut assez heureux pour trouver sur la rive gauche du Rhône, à Montélimar, le crâne qui fait l'objet de notre étude et qui reste la pièce la plus importante découverte dans la région.

5° *Pays Etrangers.* — Les trépanations néolithiques furent nombreuses à l'étranger.

En 1873, le général Faidherbe avait envoyé à Broca les crânes trépanés provenant de Roknia (Algérie).

En 1884 furent étudiés au Danemark les crânes de l'allée couverte de Berreby et du dolmen de l'île Falstet (45).

Rappelons aussi le crâne déjà cité de Russie et celui trouvé en 1895 par M. Vsev. Miller dans la nécropole de Koulan (Caucase) (1).

Enfin, l'ile de Ténériffe a donné les crânes trépanés très importants, étudiés en 1896 par Luschan (27).

Age du Bronze. — La trépanation s'est-elle perpétuée à travers le temps jusqu'à l'âge du bronze? Cette question a fait l'objet de bien des controverses. Aujourd'hui elle semble résolue. Les gisements de l'âge du bronze sont relativement nombreux.

M. Wankel, en 1878, décrivit la grotte de Bycis-kala (Moravie) (43). Il existe un crâne trépané de l'âge du bronze, provenant du cimetière de Giebichenstein, près de Halle sur Saal (34). Les palafittes de Suisse ont fourni un crâne trépané à l'occipital (33). En 1879, M. Wankel décrivit deux crânes provenant de Bilin, près de Teplitz.

A la même époque, en France, M. Ed. Blanc trouvait et étudiait un crâne trépané du tumulus de Noves (Alpes-Maritimes) (9). Deux ans plus tard, dans le Finistère, M. de Chatelier trouvait, dans le tumulus de Guisseny (Finistère), un crâne avec des objets de bronze (35). D'après M. Chantre, ces objets auraient été apportés postérieurement et le crâne serait néolithique. Enfin Virchow étudiait un crâne trouvé, en 1891, dans la nécropole de Gaya (Moravie) (48).

Depuis cette époque, la trépanation n'a pas cessé d'être pratiquée. Nous la trouvons, quittant le protohistorique, à l'époque franque, comme en témoignent le crâne trépané (39) trouvé à Limet (Belgique), en 1886, et celui trouvé à Lizy, en 1887, par M. Simoneau.

A travers le Moyen âge, cette opération est parvenue jusqu'à nos jours. Perfectionnée et établie sur des règles fixes par la science, elle est aujourd'hui une des plus brillantes opérations modernes.

Mais, de nos jours encore, il existe des peuples qui pratiquent la trépanation comme le faisaient les peuples néolithiques. Citons les anciens Péruviens (22-26), les Peaux-Rouges (20-23), les sauvages des îles Adaman, de la Nouvelle-Bretagne (28) et les Dayaks de Bornéo, les Montagnards de l'Aurès (29-41) et du Monténégro (47). Entrer dans les détails serait trop long, et nous renvoyons à notre bibliographie pour l'étude de la trépanation chez ces différents peuples.

LE CRANE TRÉPANÉ DE LA DROME

Le gisement où fut trouvé ce crâne est situé à 2 km. 500 de Montélimar, sur la route de Sauzet, à mi-hauteur des collines qui bordent, à une faible distance, la rive droite du Roubion, et regardent dans la direction du Sud-Est. La découverte a été faite dans la propriété de Brissay, au lieu dénommé Vaugelas, sur la carte d'état-major.

La colline, formée de cailloutis pliocène, est tapissée de lœss très dur, descendant en pente douce dans la vallée du Roubion, et recouvert d'une mince couche végétale. A mi-hauteur, le coteau a été entaillé pour la construction de la maison et des terrassements. Cette entaille a mis à nu, de temps immémorial, une longue excavation creusée horizontalement dans le lœss et remblayée par de la terre contenant un très grand nombre de squelettes.

Les dimensions sont à peu près de 2 mètres à 2 m. 50 en hauteur et de 4 m. 50 en largeur. Il est probable que le toit de la partie la plus avancée de la grotte s'est effondré et a disparu depuis longtemps.

Au contraire, le fond arrondi de la grotte avait un toit intact de lœss de 1 mètre d'épaisseur environ. C'est ce fond qui a été exploré seulement pendant ces vingt dernières années.

Pendant longtemps, la tradition voulant que ce fût là un charnier moderne datant des guerres du moyen âge (les ruines d'un château de Templiers sont à

100 mètres au plus de là), on ne fit pas attention à ces ossements qui furent éparpillés avec la terre que l'on mélangeait au fumier. D'après les souvenirs des fermiers, on peut évaluer à plus de cent squelettes ceux qui furent ainsi dispersés sans être examinés. Il y a vingt ans environ, des couteaux de silex trouvés en la possession des enfants du fermier, attirèrent l'attention sur eux.

M. le Dr Courmont fit alors vider ce qui restait de la poche, et l'on retira environ quatre-vingt squelettes intimement mélangés à la terre qui la remplissait. On trouva également deux haches de la forme habituelle des haches polies néolithiques, mais, ce qui est rare, formées de pierre calcaire et grossièrement polies sur les deux faces. En outre, une demi-douzaine de belles lames de silex, les unes blanches, les autres marron, veinées de jaune. Enfin, deux fusaïoles en pierre siliceuse grossière. Aucun autre objet, aucun sarcophage, aucun os d'animal, rien que des squelettes humains. Les parois de la grotte étaient tapissées par une couche de 1 centimètre environ de matière blanche phosphatée et calcaire.

De ces ossements, les uns étaient très durs, les autres assez friables; les mâchoires, en bon état, montraient des dents assez bien conservées. Mais ces squelettes étaient dans un désordre complet. Il fut impossible d'en reconstituer un seul. On trouvait parfois huit ou dix crânes ensemble, parfois les os de plusieurs membres, sans qu'on puisse rencontrer de côtes. On se trouvait donc en présence de ce que l'on est convenu d'appeler une grotte sépulcrale artificielle, néolithique par la présence des instruments qui y furent trouvés.

La longueur de la grotte, telle qu'elle était il y a vingt ans, mesurait 5 mètres environ. On peut calculer qu'avant les travaux de terrassement entrepris, elle devait avoir une dizaine de mètres de profondeur. Aujourd'hui encore, les caves de la propriété s'enfoncent, sans aucuns travaux de soutien, à une profondeur de 60 mètres au-dessous de la colline, dans le même lœss. C'était quelque chose d'analogue qui constituait la grotte en question.

M. le professeur J. Courmont, de qui nous tenons ces renseignements, déposa dans les collections du laboratoire de géologie de la Faculté des Sciences de Lyon, une grande partie des ossements humains et des instruments extraits de cette grotte. La pièce la plus intéressante de cette magnifique série, comprenant douze crânes, est, sans contredit, le crâne trépané dont nous nous occupons aujourd'hui. Authentifié quant à son âge par la présence des haches polies qui furent trouvées avec lui, il est le premier spécimen rencontré sur la rive gauche du Rhône. Cela mérite d'être signalé.

Les dessins que nous publions et qui faciliteront notre exposé, sont dus à l'obligeance de notre camarade le Dr Cordier. Nous lui en exprimons ici toute notre reconnaissance.

Nous nous sommes tout d'abord demandé à quelle race appartenait ce crâne néolithique. Pour nous fixer, nous avons mensuré les seuls diamètres possibles à déterminer. En effet, la face manque et nous n'avons entre nos mains que la boîte cranienne.

Le diamètre antéro-postérieur maximum est de 19 centimètres. Le diamètre transversal maximum mesure 14 cm. 50. L'indice cranien est de 76. Ce crâne appartient donc à une race sous-dolichocéphale. A l'époque néolithique, une telle race est considérée comme assez ancienne.

L'individu était adulte. En effet, les sutures ne sont soudées nulle part, et le sujet n'avait certainement pas dépassé quarante-cinq ans.

Sur ce crâne, deux perforations sont à considérer :

I. — Une de ces perforations siège sur la suture lambdoïde, à droite, à 1 cm. 50 du lambda, lèse le pariétal droit et l'occipital. Ses dimensions sont de 3 centimètres dans la longueur et de 2 centimètres dans la largeur. Ses bords perpendiculaires sont irréguliers, très altérés, on n'y remarque pas de biseau. L'absence de tout caractère net ne permet pas de conclure avec certitude. S'agit-il là d'une tentative de trépanation qui a précédé la trépanation que nous allons décrire tout à l'heure, ou bien est-ce la trace d'une trépanation posthume ?

II. — L'autre perforation que porte ce crâne dans sa partie antérieure est un exemple remarquable de trépanation néolithique.

Cette perforation siège sur le bregma et s'étend surtout à gauche. Elle intéresse trois os, les deux pariétaux et le frontal (voir chapitre III) et deux sutures, la sagittale et la coronale.

Sa forme est celle d'une ellipse à grand axe transver-

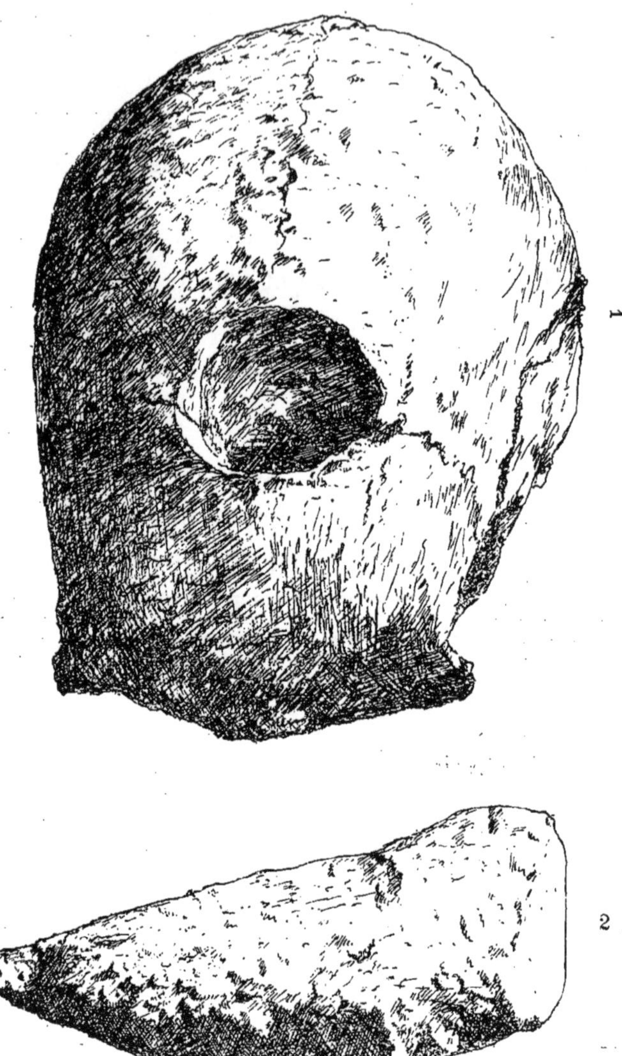

Fig. 1. — Crâne trépané de Montélimar, à demi grandeur.

Fig. 2. — Hache polie néolithique en calcaire, trouvée dans le même gisement, demi grandeur.

sal, sensiblement parallèle à la suture coronale. L'extrémité gauche est plus aiguë.

Cette perforation mesurée sur la table externe offre les dimensions suivantes : longueur, 4 cm. 5 ; largeur, 3 cm. 6.

Ses bords offrent un aspect différent suivant le point où on le considère.

A droite, ils présentent, sur une longueur de 2 centimètres environ, un biseau net, assez oblique par rapport à la table externe. La hauteur de ce biseau est de 8 millimètres dans sa partie la plus élevée. On y peut constater facilement l'existence d'une lame de tissu compacte établissant l'union entre la table externe et la table interne. Il s'agit donc là d'un travail de cicatrisation.

En avant, les bords sont perpendiculaires, les cellules du diploé restent visibles ; l'état de conservation est moins bon.

En arrière et à gauche, la table externe subsiste seule. L'altération est encore plus visible qu'en avant. Somme toute, il ne reste que la partie droite qui soit vraiment typique.

Nous avons déjà vu que les sutures n'étaient soudées nulle part, pas même aux environs immédiats de la lésion. On voit très nettement les sutures sagittale et coronale descendre jusqu'au pourtour interne de la perforation. Nous verrons plus loin la conclusion que l'on peut tirer de cet état.

Conclusions : Cette lésion artificielle a-t-elle été pratiquée sur un sujet vivant ? Nous pouvons répondre par l'affirmative. Le travail de cicatrisation visible sur les bords de cette ouverture indique que le sujet a survécu, assez longtemps pour permettre la cicatrisation.

La trépanation a-t-elle été pratiquée sur le sujet adulte? Broca a tiré de la persistance des sutures autour des trépanations, des conclusions que nous avons exposées plus haut (chapitre premier). Il semble que nous puissions appliquer sa théorie au cas qui se présente aujourd'hui sous nos yeux. Disons avec lui que ce crâne a été trépané pendant l'enfance, que l'individu auquel il a appartenu a survécu et est mort, adulte, avec sa trépanation.

Quelle a été la méthode employée? La présence d'un biseau fait penser que l'opérateur s'est servi du procédé du râclage (chap. II). Mais ce biseau est plus oblique par rapport à la table externe qu'il ne l'est dans beaucoup de cas. L'état des bords s'est ressenti de l'usure. Aussi ne pouvons-nous conclure avec certitude. Nous dirons que, selon toute vraisemblance, le râclage a été effectué sur ce crâne par un instrument tenu à la main très obliquement. Eliminons donc le procédé par sciage, employé surtout dans les trépanations posthumes. Nous aurions vu, dans ce cas, tout autour des bords perpendiculaires de la trépanation, les marques des échappées faites par l'instrument.

Nous n'insisterons pas sur le but qui a inspiré cette opération. Nous renvoyons aux lignes que nous avons écrites sur ce point de la question, au cours de notre travail (Chapitre V).

CONCLUSIONS

I. La trépanation cranienne était pratiquée à l'époque néolithique sur le vivant et presque exclusivement sur les enfants. Elle était faite par le raclage du crâne à l'aide d'un instrument tranchant.

II. Elle était pratiquée dans un but thérapeutique, dans les cas de convulsions et, vraisemblablement dans la plupart des affections du crâne et du cerveau se traduisant par un état convulsif.

III. Les trépanations néolithiques ont été faites sur tous les os du crâne, même sur le frontal, plus fréquemment que ne le croyait Broca.

IV. Le crâne trouvé dans la Drôme, à Montélimar par M. le professeur J. Courmont, étudié dans le laboratoire de M. le professeur Depéret, est celui d'un adulte, trépané pendant l'enfance, sur la région pariéto-frontale gauche, individu qui a guéri et survécu à sa trépanation. C'est le râclage qui a été le procédé vraisemblablement employé. Le but qui a guidé l'opérateur ne peut être précisé.

V. Ce crâne néolithique est le premier trouvé sur la rive gauche du Rhône.

INDEX BIBLIOGRAPHIQUE

1. ANOUTCHINE (D.-N.), L'amulette cranienne et la trépanation des crânes dans les temps anciens en Russie (vol. I, Travaux du Congrès archéologique de Vilna, 1895, Moscou).

2. *L'Anthropologie,* 1890, p. 182.

3. — 1891, p. 381.

4. — 1893, p. 453.

5. — 1895, p. 443.

6. BABERT DE JUILLÉ (A.), Rapport de la Commission des tumuli de Bougon, suivi d'une étude sur la trépanation préhistorique et, en particulier sur le crâne que possède le musée de Niort, Niort, 1875.

7. BAYE (M. DE), Archéologie préhistorique, Paris, Baillière et fils, 1888.

8. — Trépanation préhistorique, 1876.

9. BLANC (ED.), Essai sur un crâne trépané provenant du tumulus de Noves (Alpes-Maritimes), Cannes, 1879.

10. BOIGNEY, Revue scientifique, 1903, 2e semestre.

11. BROCA (Paul), Sur la trépanation du crâne et les amulettes craniennes à l'époque néolithique (Congrès international d'archéologie et d'anthropologie préhistorique de Budapest, 1876).

12. — Mémoire sur la caverne de l'Homme-Mort (Revue d'anthropologie, janvier 1873).

13. — Sur la perforation congénitale des deux pariétaux (Bulletin de la Société d'anthropologie de Paris, 1875).

Bulletin de la Société d'anthropologie de Paris.

14. — 1881, p. 106.

15. — 1887, p. 527.

16. — 1893, p. 785.

17. Capitan, Article de Capitan, professeur à l'Ecole d'anthropologie, au début de l'ouvrage du Dr Chipault « l'Eta-actuel de la chirurgie nerveuse » (3 vol., Paris, J. Rueff, 1902-1904).

18. Carrière (G.) et Reboul (J.), Un cas de trépanation préhistorique faite pendant la vie et suivie de guérison opératoire observée sur un crâne de la grotte sépulcrale de Rousson, près Salindres (Gard) (Société d'anthropologie de Paris, janvier 1894).

19. Congrès international d'anthropologie et d'archéologie préhistorique (volume de Bruxelles, 6e session, p. 393.

20. Fletcher (Robert), Les trépanations préhistoriques en Amérique (Revue d'anthropologie, 1883, p. 735).

21. *Gazette hebdomadaire de médecine et de chirurgie*, n° du 17 avril 1874.

22. Gee (W.-J -Mc), Primitive trephining in Peru (Bulletin de la Soc. d'anthropologie de Bruxelles, 1899-1900, p. LVIII.

23. Gillman, Note sur les perforations craniennes du Michigan (The American Naturalist, 1875).

24. Hansen (Dr S.), Trépanation préhistorique (Mémoire présenté au Congrès de Paris, 1889, publié dans les Aarböger de la Société royale des antiquaires du Nord).

25. Lartet (Louis) et Chaplain, Une sépulture des anciens troglodytes dans les Pyrénées, Toulouse, 1874.

26. Lehmann-Nitsche, Un crâne péruvien trépané (l'Anthropologie, 1899).

27. Luschan (T.-V.), Les crânes trépanés de Ténériffe (Gesellschaft für Anthropologie, 1896, t. XXVIII, fasc. 2.

28. — Trépanation à la Nouvelle-Bretagne (Gesellschaft für Anthropologie, 1898, t. XXX, p. 398).

29. Malbot (Dr) et D. Verneau, La trépanation du crâne dans l'Aurès (l'Anthropologie, 1897, pp. 1 et 174).

29 bis. Manouvrier (L.), Notes sur un cas de T.. sincipital incomplet et sur une autre lésion énigmatique du crâne (Mémoires de la Société d'anthropologie de Paris, 5 juin 1902).

— Deux trépanations crâniennes préhistoriques avec longue survie et déformations consécutives (Mémoires de la Societé d'anthropologie de Paris, 4 juin 1903).

— Les marques sincipitales des crânes néolithiques considérées comme reliant la chirurgie classique ancienne à la chirurgie préhistorique (Mémoires de la Société d'anthropologie de Paris, 16 juillet 1903).

Matériaux pour l'histoire de l'homme.

30. — 1876, p. 311.

31. — 1877, p. 317.

32. — 1878, p. 192.

33. — 1879, p. 61.

34. — 1879, p. 464.

35. — 1881, p. 482.

36. — 1882, p. 355.

37. — 1884, p. 289.

38. — 1885, p. 206.

39. — 1886, p. 60.

40. Nadaillac (Marquis de), Les trépanations préhistoriques (Revue des Questions scientifiques, Louvain, avril 1900).

41. Paris (Amédée), Mémoire sur la trépanation céphalique pratiquée par les médecins indigènes de l'Aurès, Paris, 1873.

42. Reboul (Dr), Un crâne trépané trouvé dans un dolmen auprès de Montpellier-le-Vieux (l'Anthropologie, 1898, p. 380).

Revue d'anthropologie de Paul Broca.

43. — 1878, p. 344.

44. — 1884.

45. — 1884, p. 127.

46. Terrier (P.) et Paraire (M.), L'opération du trépan, 1895.

47. Trojanovic (S.), La trépanation chez les Serbes (Gesellschaft für Anthropologie, 1900, t. XXXI, p. 18).

48. Virchow, Un crâne préhistorique trépané (Gesellschaft für Anthropologie, 1890, fasc. III, p. 177).

49. Wankel (Dr), Sur un crâne préhistorique avec résection de l'occiput (Mémoires de la Société d'anthropologie de Vienne, vol. XII, XIV, 1882-1884).

Lyon. — Imprimerie A. Rey, 4, rue Gentil. — 37730

www.ingramcontent.com/pod-product-compliance
Ingram Content Group UK Ltd.
Pitfield, Milton Keynes, MK11 3LW, UK
UKHW020353250726
13967UKWH00005B/2263

9 782012 936003